+2
5

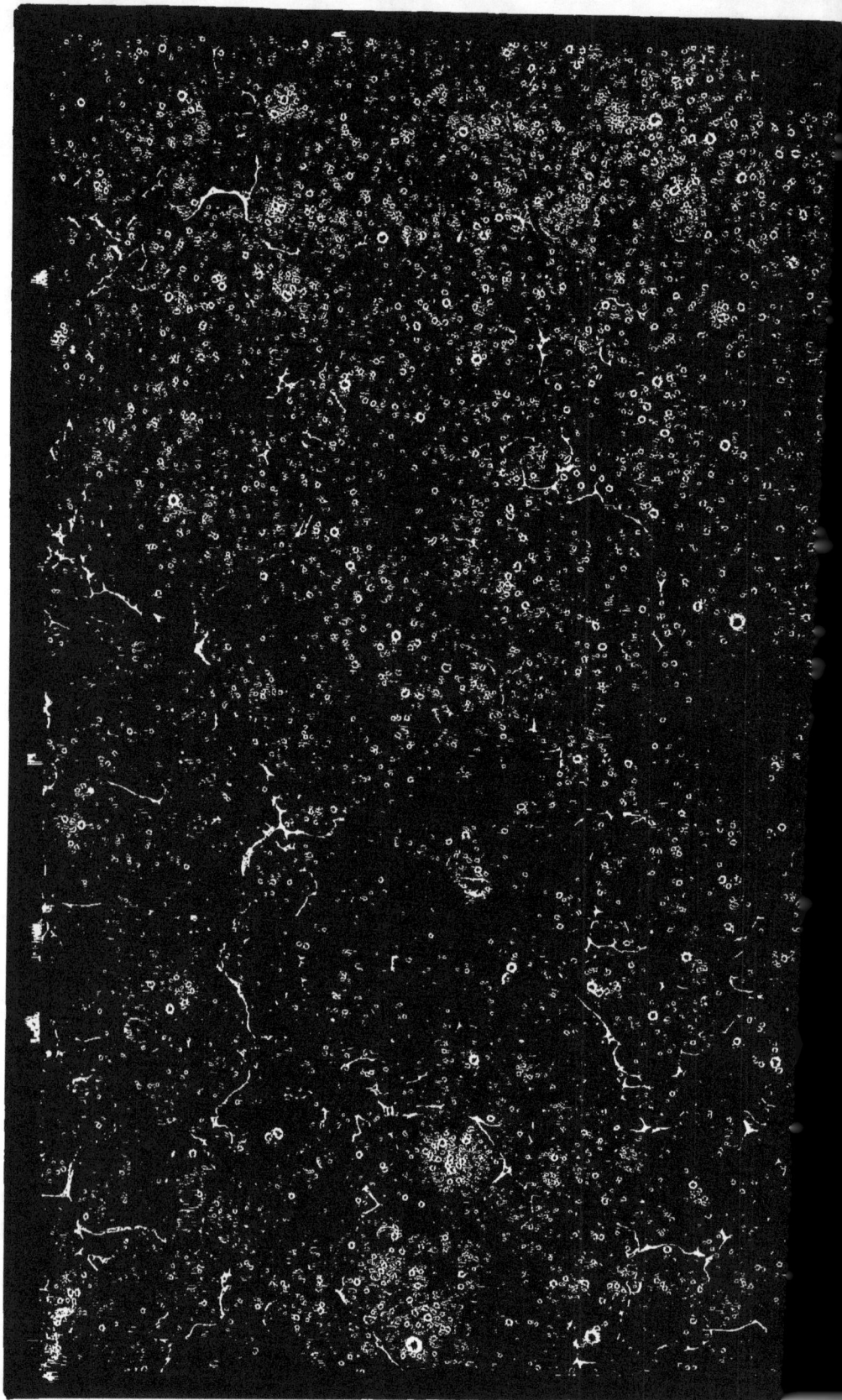

Tf^{2}_{45}

$T.0325$

FRICTION

Electro-Magnétique,

Administrée

A Frère Jacques,

PAR

IRENÉE ITARD ET MELCHIOR YVAN,

✱

Son idéal, c'est lui. — Quoi qu'il dise ou qu'il fasse ,
Il se regarde vivre et s'écoute parler.
Car il faut que demain on dise , quand il passe :
Cet homme que voilà , c'est Robert Lovelace.
Autour de ce mot-là le monde peut rouler ;
Il est l'axe du monde, et lui permet d'aller.

Alfred de MUSSET.

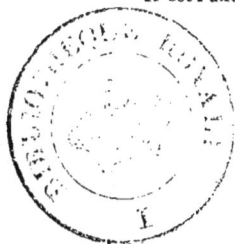

✱

DIGNE,

TYPOGRAPHIE DE Mᵐᵉ Vᶜ A. GUICHARD.

1834.

I.

> Tout le monde sait qu'il y a un parfait ridicule
> à venir dire aux gens : voilà un livre que je vous
> offre, vous pouvez le lire, mais non le juger.
> La seule chose qu'on puisse raisonnablement
> demander au public, c'est de juger avec indul-
> gence.
>
> **Alfred de MUSSET.**

M. Jacques Poilroux, son livre et notre critique s'étaient presque entièrement effacés de notre souvenir, lorsqu'une petite brochure colère est venue tomber à l'improviste sur notre dos, pour nous faire joyeusement souvenir que dans un temps très-éloigné, nous avions eu l'inconvenance grande de fustiger impitoyablement le pesant et bilieux Docteur de Castellane.

Nous l'avouons, le caillot noirâtre qu'on vient de nous vomir à la face, malgré son acreté, n'a pu faire naître un regret dans notre ame ! Vous le voyez, Frère Jacques, nous sommes d'incorrigibles pécheurs, nous mourrons dans l'impénitence finale ! Aussi, ne tient-il qu'à vous de nous damner éternellement, en refusant de nous absoudre des crimes odieux consommés sur votre sainte personne.

Mais dites-nous, Frère, pourquoi avez-vous tardé si long-temps à donner la volée au dernier enfant de vos entrailles ? Ne craigniez-vous pas que ce volcan trop comprimé n'incendiât vos œuvres immortelles ? A dix lieues de Castellane, il nous eut été difficile d'avoir une satisfaisante réponse à cette question ; mais un de vos parens, amis, prôneurs, admirateurs, adorateurs, nous en a donné la solution, en nous apprenant que votre tête active, planant au-dessus de toutes choses, n'était pas fatalement enclavée dans la compilation médicale, et que, passant hardiment de la médecine à la banque, du protêt à la saignée, des pruneaux, pistoles, laines et miel à toutes prescriptions médicinales, vous réunissez dans votre harmonique personne les sublimes vertus des Turcaret, les brillantes gracieusetés des Diaphorus au noble désintéressement de l'épicier, et que vous n'aviez pu donner à votre réponse que les heures qui n'étaient pas rigoureusement réclamées par la balance ou le coffre-fort. Oh ! Frère Jacques, ce n'est pas bien d'avoir si long-temps laissé languir vos bons amis, pour ne pas faire brêche à vos habitudes mercantiles ! Nous n'imiterons pas votre ingratitude, et, pour vous prouver combien nous tenons à nous maintenir vivans dans votre bon souvenir , nous allons ressaisir le gourdin qui déjà a fait connaissance avec votre large omoplate , et vous montrer que nos lanières n'ont pas été usées dans le combat dont votre dos porte encore les hachures.

Lorsque nous avons entrepris la critique du livre de M. Jacques Poilroux , nous n'avons été guidés que par un sentiment , celui du profond dégoût que nous inspirait une œuvre inutile , une compilation arriérée, dangereuse , qui nous était présentée par son auteur comme venant remplir une lacune dans la science ; nous ne réfléchîmes pas alors que certaines inepties ne se combattent qu'en les signalant , que la critique sévère et la polémique acerbe doivent frapper plus haut que les jongleries scientifiques du Docteur Jacques Poilroux. Nous savions d'ailleurs que l'homme que nous voulions combattre était dans son *endroit* une espèce de ver luisant, autour duquel gravitaient quelques animalcules, *avec ou sans queue*, qui, dans leur position *gérontocratique* prenaient la bête phosphorescente pour un soleil. Alors il nous parut utile , en signalant les défauts du livre , d'en faire apprécier à chacun sa juste valeur. Nous étions au reste convaincus , et nous le sommes plus que jamais aujourd'hui , que la génération actuelle est appelée à faire table rase, à détrôner , renverser les hommes et les choses qui sont inharmoniques avec des idées nouvelles ; que tout homme d'action et de parole , ayant quelque chose dans le cœur et dans la tête , doit courageusement s'attaquer à tout individu qui vient insolemment se poser en dominateur. Le génie se proclame lui-même , il est vrai ;

mais il en est qui prennent pour ce don sublime leur ambition mauvaise, leur amour-propre insatiable et le desir de grapiller quelques écus en faisant de tout métier et marchandise. Ces pensées, qui nous agitèrent à l'apparition du livre de notre Frère, nous portèrent sur le terrain d'une critique sérieuse, quelquefois véhémente et sévère, qui était de dix coudées trop au-dessus de l'œuvre bouffone qui nous occupait. Aujourd'hui nous ne concevons plus notre tâche de la même manière : nous répondons à notre Frère, comme on répond à une affaire d'honneur qu'on a provoquée ayant bon droit. Notre antagoniste est le milord Édouard de cette aventure ; il pouvait refuser un duel qui lui était loyalement offert : il a accepté. La lutte continue ; nous changerons seulement le lieu de la scène qui a été sottement déplacé : notre adversaire est descendu à la halle, nous allons le faire remonter dans la mansarde de l'étudiant. C'est là qu'armés des leçons de nos maîtres et de nos argumens chatouilleux, nous l'engagerons dans une gymnastique qui lui causera plus d'un essoufflement spasmodique.

Le sentiment calme qui préside à notre nouveau travail ne peut nous empêcher cependant de tirer vengeance d'une insulte misérable que notre adversaire nous a faite, probablement à défaut de bons argumens. Dans son dépit concentré et mal dissimulé, l'épithète de *méprisable* attachée à notre œuvre est sortie du gouffre incohérent de sa pensée. Il est plus d'un moyen d'avoir raison d'un tel langage ; mais, faisant la part de l'influence sous laquelle certains

5

mots sont lancés ; nous ne voulons d'autre réparation
que celle que nous obtiendrons en nous plaçant face
à face de notre ennemi. Nous verrons comment il sup-
portera la confrontation. Oh ! Frère , pensiez-vous
donc que l'insultante parole ne sifflerait pas à nos
oreilles? Ne savez-vous pas que nous ne pratiquons pas
le pardon de l'offense? Eh bien! dites-nous, s'il vous est
permis de lire au fond de votre conscience , l'inju-
rieuse épithète est-elle applicable à ceux qui livrent
leur opinion consciencieuse au public sans en retirer
aucun profit , à ceux qui se sont pris à combattre un
géant, il est vrai , un peu poussif , dans le seul but
de détruire le vasselage honteux de sa pensée , ou
bien à celui qui fait de son livre comme de sa laine,
qui s'en va l'offrant de porte en porte , quêtant , flai-
rant les ventes et aubaines , tendant piteusement la
main à toute pièce de cent sous qui doit en acquitter
le prix ; à celui qui n'a pas craint d'envoyer à tout
Curé , Juge de paix et autres , une circulaire faite
par lui , signée par lui , se donnant force louanges
et flatteries et s'appuyant sur l'approbation qu'avait
donnée à son livre tel curé qu'il est inutile de nom-
mer; à celui qui, amenant dans une sienne campagne
certains convives , se rendit coupable du plus infâme
guet-apens , en recommandant lui-même à leur cha-
rité la pauvre liste de souscription ?... Quoi ! vous
balbutiez à peine quelques mots inintelligibles !... Se-
rait-ce ainsi par hazard que vous seriez venu à bout
de vendre quelques-uns de vos exemplaires à vos amis
et connaissances ?... Eh bien ! quoique par ce seul

fait vous fussiez bien convaincu de métier méprisable ,
nous vous absoudrions cependant , car il n'est pas
donné à certaines natures de se défaire de finasseries
bourgeoises , de honteux moyens qui sont inhérens à
leur organisation et une condition de leur existence.
Ah ! vous n'avez pas voulu garder un silence que la
prudence aurait dû vous conseiller ! Eh bien ! qu'il
soit fait selon votre sainte volonté , Très-cher Frère,
et vous allez encore sentir autour de votre cou notre
main vigoureuse. Nous ne craignons pas la lutte : nous
la desirons au contraire ; car , nous le savons , quoique
vous en disiez , la science est une courtisane que tous
peuvent aborder , et nos assiduités peuvent nous valoir
ses faveurs. Nous sommes obligés , en vous répondant,
de nous borner à une appréciation rigoureuse des argumens que vous lancez contre nous ; ainsi que vous
l'avez dit , il y a parmi nous trois un impudent , un
menteur , la chose est sûre. Que honte retombe sur
lui !...

Nous devions donner les lignes qui précèdent au
sentiment qui nous a saisis en voyant tant d'orgueil-
leuse jactance dans la réponse de notre adversaire.
Nous allons maintenant, avec le calme qui convient à
ceux qui ont bon droit, talonner la nouvelle œuvre.

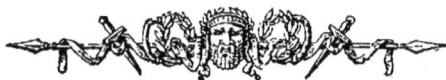

II.

Lequel des deux, marauds, m'a peigné ma perruque!
Outre que les rubans me font mal à la nuque,
Je suis couvert de poudre, et j'en ai plein les yeux

Alfred de MUSSET.

Nous passerons en silence devant les premiers coups
de *boutoir* qui nous sont lancés : les déclamations sans
but et sans articulation de grief ne peuvent recevoir
ni démenti, ni réfutation. Nous sauterons donc pardessus Thersite et Icare, qui n'apparaissent ici que
pour nous apprendre qu'on a lu la traduction d'Homère
de M. Bitaubé, et qu'on a dans sa bibliothèque le Dictionnaire mythologique de M. Chompré.

Aux noms de Baumes et de Pinel, nous nous arrê-
terons pour saluer leurs ombres immortelles, et
regretter que leur grande renommée et leurs luttes
géantes aient été si maladroitement rappelées à propos

des combats microscopiques livrés par deux pygmées à un Titan invalide et décrépit.

Quant à cette plaisante question qu'on nous adresse : *Qui êtes-vous ?* devons-nous y répondre ? Certes, nous croyons que Frère Jacques ne nous connaît que trop ; mais si *la perte de conscience de soi-même* est déjà chez lui une MALADIE CHRONIQUE , s'il a pu oublier nos noms et nos titres , nous devons lui rappeler que nous les avons inscrits sur son front en caractères indélébiles , et qu'il peut les faire épeler à chaque instant du jour au plus jeune de ses petits enfans. Frère Jacques nous dit ensuite *que l'un de nous n'est connu que comme médecin ambulant , courant à la réforme; que tout le monde sait que l'autre fait métier l'alambic*. A cela le premier désigné répond , qu'il est vrai que plusieurs fois il a été investi d'un mandat délicat , qui nécessite plus d'un genre de mérite ; que ce poste difficile et de confiance de Médecin du recrutement , a sans doute attiré les regards de concupiscence et d'envie de ceux qui voudraient probablement le voir occupé par des *médecins titrés et offrant une garantie suffisante par leurs talens , leur expérience et l'étendue de leurs connaissances* , mais que dans cette énumération de qualités essentielles , il en manque une plus importante encore , qui exclura toujours les trafiquans et les agioteurs de cette honorable mission. Le second avoue assez volontiers que la distillation de son esprit a pu ne donner que des sottises ; mais , lorsqu'il a voulu passer au creuset les œuvres et compilations de l'infaillible docteur de Castellane , il n'a obtenu que des scories d'un aspect hétérogène , qu'un caput-mortuum d'une odeur méphitique , corps sans utilité et d'un pernicieux usage.

L'auteur courroucé jetant un coup-d'œil fort oblique sur l'avant-propos qui précède notre brochure , nous demande pourquoi nous nous sommes permis de critiquer un ouvrage que nous appelons un avorton mort-né. Nous renvoyons Frère Jacques à ce même avant-propos, qui roule entièrement sur cette pensée ; et , bien qu'il soit inconséquent, après le reproche que nous lui avons fait d'avoir lui-même préconisé et crié haut l'excellence de son livre , de recommander nos propres œuvres , nous lui conseillons cependant , si jamais il lui prend envie de polluer quelques nouveaux auteurs pour obtenir de leur contact un accroissement à sa progéniture littéraire , de bien se mettre en mémoire les quelques lignes que nous avons écrites et qui contiennent pour lui de précieux enseignemens.

C'est un bien grand péché que l'orgueil, cher Frère ; c'est ce funeste penchant qui a perdu nos premiers parens, et ce mal est chez vous si intense , qu'il semble vous avoir été transmis en ligne collatérale et directe. Comment ! vous revenez encore sur les lauriers que vous avez cueillis en Cour d'Assises ! et si vous nous épargnez le récit de vos exploits ténébreux , c'est par pure générosité ! C'est trop de bonté , magnifique Seigneur ; merci ! Il est vrai que vous vous ravisez bientôt , et que les inspirations généreuses ne poussent pas chez vous de profondes racines ; car , cette première et unique velléité passée , vous nous dites en face que nous sommes des imposteurs , des hommes de mauvaise foi, puisque nous avons osé vous dire que l'un de nous eut occasion de confondre publiquement votre science, et que le fait est faux. Vous donnez des preuves telles qu'on ne peut pas en douter : le coupable, dites-vous, n'était point encore docteur lorsque les applaudissemens et les couronnes tombaient sans contradiction sur votre auguste tête. C'était le bon temps alors, n'est-ce pas ? Oh ! Frère, malgré cet air de vérité, vous n'échapperez pas à la honte, à la confusion que vous avez vous-même attirée sur votre front. Nous allons voir, en rétablissant les faits tels qu'ils existent, sur qui retombera la flétrissure que vous prétendiez nous imposer. Un homme impartial pourrait-il à votre jactance soupçonner que dans tout ceci il ne s'agit que d'une simple erreur de date ? Oui, nous avouons humblement que nous avons commis une erreur, en prenant un de vos rapports pour un autre. Mais maintenant l'affaire devient personnelle, et je dois, moi Irenée Itard, adresser quelques questions à l'homme que nous avons à deux lié au gibet :

M. Jacques Poilroux, n'est-il pas vrai qu'à la 2.me session de la Cour d'Assises des Basses-Alpes, en 1826, tenue par M. de Laboulie, Procureur général d'alors, vous ayant fait un rapport sur un infanticide, M. Honnorat et moi nous fumes appelés pour donner notre avis sur ce rapport ?

N'est-il pas vrai que moi, Irenée Itard, vous ayant adressé cette question : *Un enfant peut-il respirer et même crier dans le sein de sa mère, et cependant être mort-né ?* vous, Jacques Poilroux, vous répondîtes fort gravement que la chose était impossible ?

N'est-il pas vrai que je vous prouvai à l'instant même, les auteurs de médecine légale à la main, et en vous lisant surtout des observations de Marc, dont *l'opinion en vaut mille autres*, comme vous savez, que vos assertions étaient énergiquement fausses?

N'est-il pas vrai que ces observations firent une impression si profonde sur les jurés, que, malgré quelques preuves morales, malgré votre insistance à vouloir prouver la culpabilité, la malheureuse accusée fut absoute à votre grand étonnement, et, j'ose dire, à votre grand regret?

Eh bien! si tous ces faits sont vrais, et je vous défie de les contredire, qu'importe le temps, l'année pendant lesquels ils se sont passés? A qui reviennent donc vos insultantes épithètes?... Voudriez-vous nous persuader que ces circonstances avaient fui de votre souvenir? Non, monsieur; chez les hommes comme vous, quand l'amour-propre est froissé, c'est une blessure au cœur, et la plaie est long-temps vive et saignante. Oh! Frère, votre froc pue la restriction mentale. Mais, loin de crier à l'indignation, à votre exemple nous appelons sur vous la pitié et la commisération, en regrettant de n'avoir plus en face qu'un ennemi que sa déloyauté rend indigne de nos coups.

Oui, nous vous avons prêté, comme vous le dites, des intentions accusatrices, et si à ce sujet nous avons écrit que c'était pour rendre votre livre plus digne de la dédicace, c'est parce que nous avons vu dans cette dédicace un manque de procédés. Votre livre dédié à M. Borely, Procureur général, c'était à nous de juger si le nom de l'homme vous mettait à l'abri de malignes interprétations ; mais c'est à la place et non pas à l'homme lui-même qu'il est adressé. En cela , *chacun peut avoir ses goûts et surtout ses vues* , mais à nous libre de vous dire que , semblable à certains héros de sir Walter Scott que vous estimez si fort, vous êtes doué de la double , si ce n'est de la triple vue , puisque par le fait votre épitre dédicatoire , étriquée de grands mots sans *adresse* , n'atteint pas seulement le présent , mais encore le futur , et peut-être le passé par action rétroactive et affection bien sentie.

Nous vous accusons toujours de n'avoir bâti votre œuvre qu'avec les matériaux que vous offraient les travaux de Mahon , Fodéré, les premiers écrits d'Orfila , surtout les articles de médecine légale du Dictionnaire des sciences médicales ; d'avoir dit avec exagération que la science était généralement négligée. Comment répondez-vous à ces accusations ? Hélas ! maladroitement , puisque c'est en citant deux passages de votre livre qui confirment nos assertions , bien qu'en déviant nos phrases de leur véritable sens. Mais du moins résulte-t-il du nouvel arrangement des extraits que vous citez, qu'on peut enfin saisir l'intention qui vous a dirigé dans votre travail. Ainsi un jour , après avoir énuméré dans votre puissante tête que vous portez si bien , les auteurs de médecine légale que vous connaissez si mal et leurs travaux ; après vous être écrié à la Robert Macaire: *Qu'importent tant de faisceaux lumineux à celui qui veut fermer les yeux ?*

13

vous avéz dû réfléchir que beaucoup ne *fermaient les yeux devant les faisceaux lumineux* qu'intimidés par leur étincelant éclat, et vous avez charitablement songé à leur offrir une lanterne sourde de votre façon, qui certes ne les éblouira pas. A la bonne heure ! cher Frère, nous vous comprenons maintenant. Vous étant aperçu que les livres des maîtres ne pouvaient fixer les yeux de la foule, vous avez voulu essayer si le contre-pied de leurs savans travaux serait mieux accueilli. Fort bien ! c'est du moins une expérience comme une autre. Aussi, est-il inutile de vous rappeler que nous vous reprochions en termes fort clairs d'avoir fait un travail inutile, inoportun, inférieur à ce qui existait déjà comme manuel, dont vous ne pouviez légitimer l'entreprise par l'exécution. Nous comprenons main-tenant qu'à ce reproche vous gardiez un morne silence: c'était votre but, d'accord; vous l'avez atteint et même dépassé. Pourtant comme il se pourrait que ce fût sé-rieusement que vous avez cru devoir défendre votre livre, continuons.

Quoi ! vous nous accusez de ne l'avoir pas lu ! Ingrat ! ne l'avoir pas lu ! Notre mauvaise humeur, résultat de son action soporifique, ne vous le dit-elle pas assez ? Hélas ! nous en bâ-âillons encore. Frère, ce reproche nous touche et nous va au cœur. Avoir tant souffert dans cette œuvre méritoire, et ne nous en tenir nul compte !... En vérité, c'est à douter de tout, même de la nature des sentimens que vous nous avez voués.

Sans doute, nous convenons que dans des temps

rapprochés de nous, on a pu craindre que le défaut d'habitude des experts n'entraînât de grands malheurs : mais ce dont nous ne pouvons convenir, c'est que votre livre puisse aider à les prévenir. Le croiriez-vous vous-même encore, cher Frère ? Certes, en ce cas votre foi est robuste et inaltérable, c'est un présent de Dieu, dont vous devez le remercier sans cesse.

Nous sommes loin de signaler comme un danger de votre compilation, très-cher Frère, ces belles histoires que vous racontez si bien, mais nous croyons que ces histoires répétées à satiété, *qui se trouvent*, comme vous le dites très-élégamment, *dans tous les recueils d'observations rares et intéressantes, que Winslow a recueillies le premier, que Bruhier a empruntées à Winslow, que Mahon a empruntées à Bruhier, que Fodéré a empruntées à Mahon*, qu'enfin vous avez prises dans Winslow, Bruhier, Mahon, Fodéré, en mettant la main sur un petit lot qui se trouvait égaré à l'article *Cas rares* d'un volumineux dictionnaire, ne devaient pas se trouver prolixement écrites dans un manuel où tout doit être d'application, et renfermant essentiellement des préceptes utiles.

Quant à notre prétendue condamnation, que nous devons trouver écrite dans l'encyclopédie, nous vous rappellerons d'abord que nous n'avons jamais dit un mot qui puisse faire croire que nous doutions de l'incertitude des signes de la mort; ensuite que nous n'avons jamais écrit que les observations d'individus inhumés vivans fussent de vieux contes débités à plaisir. Faut-il être révolutionnaire, ennemi de l'ordre, bousingot,

singot , pour transporter , comme vous le faites , au commencement , une demi phrase qui se trouve à la fin de notre brochure , le tout pour nous faire dire une absurdité ! Ainsi , vous le voyez , nos principes ne tendent qu'à *écorcher* les mauvais auteurs et envoyer chez l'épicier leurs mauvais livres. Et si l'infortuné abbé Prevost revenait à la vie , il ne frémirait pas à notre vue , mais il aurait la joie de voir en vous une vivante manifestation de son chevalier Des Grieux ; car , nous vous en avertissons , cher Frère , vous vous êtes épris d'une maîtresse qui se rit parfois de votre amour. La folle jeune fille vous a donné ses faveurs en Cour d'Assises , quand elle ne trouvait mieux ; mais depuis elle a préféré nos joies à votre maigre et piteux ordinaire , beau chevalier pleureur et senti- mental.

Nous ne croyons pas , comme vous le dites , que vous dussiez citer tous les auteurs de médecine légale pour échapper au reproche d'ignorance, mais profiter de leurs travaux. L'avez-vous fait, cher Frère? Vous prétendez que nous voulons usurper le titre d'érudits. Vous l'entendez, mon Dieu , et vous nous connaissez ! Avons-nous voulu paraître érudits en vous rappelant toutes les omissions que vous avez faites ? Étonnant !... dirait M. Prudhomme... Prodigieux ! répéterait votre *Domine Jacobæus Samson* ; qu'un homme , qui est anatomiquement distinct d'un quadrupède ruminant, confonde un reproche fondé avec un vain étalage de mots !..... Mais est-il bien sûr que vous n'êtes ni en somnambulisme , ni dans le délire, quand vous nous

2

demandez sérieusement ce qu'il peut y avoir de com-
mun entre le contrat de rente viagère, la distinction
de toute viabilité et la médecine légale ? Morbleu !
dussions nous passer pour érudits et triples pédans,
nous vous renvoyons pour la solution de ces questions à
une volumineuse brochure de Collard de Martigny et
de Risthelhueber. Mais, avant de nous adresser si hardiment cette question, ne deviez-vous pas répondre à
celle-ci, qui était nettement posée : Pourquoi vous êtes-
vous si essentiellement borné à la médecine légale criminelle ? Par cela seul votre manuel est bien inférieur à
tous les autres. Oh ! Frère Jacques, vous êtes donc un
homme sans entrailles ! Quoi ! vous persistez à nous
arracher sans pitié le plus beau fleuron de notre couron-
ne ! Aux yeux de tous, vous nous dépouillez, sans sour-
ciller et d'un œil sec, de cette réputation d'érudits sur laquelle nous comptions pour éblouir la foule !... Ainsi,
vous pensez, cher Frère, que c'est une note d'Orfila qui
nous a fourni toute cette mitraille de citations accusatrices qui s'est aplatie sur votre front de bronze. Eh
bien ! supposons le fait vrai. Si les reproches sont
fondés, en sont-ils moins réels pour être extraits d'une
simple note, que tirés de volumes nombreux ? Malgré
votre gratuite supposition, si jamais il vous vient en
tête de gâcher une seconde édition de votre œuvre
(ce dont Saint-Jacques votre patron puisse nous pré-
server), que vous dédierez cette fois à M. l'avocat
fiscal de Nice, nous vous offrons de mettre en vos
mains les mémoires et livres originaux que nous citons.

Frère Jacques nous adresse ensuite ces remar-

quables paroles , sur lesquelles nous appelons l'attention de tout homme qui pense : *Quel rapport trouvez-*
vous entre cette maladie (la folie) et la médecine lé-
gale criminelle ? Un homme vraiment fou n'est coupable
de rien : alors point de crime ni d'opérations de mé-
decine légale. Pour ce qui concerne la monomanie
homicide , est-on parvenu à distinguer les cas où , dans
cet horrible penchant , la culpabilité existe ou n'existe
pas ? Et l'homme qui a écrit ces lignes est auteur d'un
Traité de médecine légale criminelle !.... S'il faut l'en
croire , il a coulé en bronze les préceptes de la science ;
et il ne peut comprendre que dans tous les cas il faut
toujours constater par des opérations de médecine
légale si la folie est vraie ou simulée ! Et vous osez
nous accuser ensuite de connaître à peine le titre des
livres que nous citons , vous qui tenez entre vos mains ,
sans l'avoir lu probablement , un Essai medico-légal
sur la folie qu'un vénérable et savant Professeur vous
a fait l'honneur de vous donner , s'il faut en croire
vos assertions ! C'est certainement pour le féliciter sur
l'utilité de son livre , qui a coûté au respectable vieillard de longues et consciencieuses nuits de labeur ,
que vous dites bien haut que nous ne possédons rien
de positif à cet égard dans la science. Eh bien ! Frère ,
feuilletez l'œuvre précieuse , arrêtez-vous de préfé-
rence au chapitre intitulé : *Moyens pratiques pour*
reconnaître une folie vraie , simulée , imputée , exa-
gérée , et vous pourrez vous convaincre que la folie ,
la monomanie et toutes les affections qui dépendent
d'une lésion du cerveau rentrent dans la médecine

légale criminelle. Mais après une telle incartade, Frère, il est à croire que vos facultés intellectuelles commencent à faiblir ; vous n'aurez plus désormais voix délibérative au chapitre, et nous vous voyons un de ces jours relégué à la cuisine avec les frères coupe-choux.

Quant à vos prédictions sur nos destinées futures d'auteurs, nous allons vous exposer les idées qui nous guideront sans cesse dans les voies de l'action littéraire. Dans les sciences et la littérature il existe deux espèces d'auteurs, l'inventeur et le compilateur ou imitateur. Le premier élève noblement ses conceptions, sa haute pensée atteint les régions sublimes de l'infini, il crée, il accomplit en quelque sorte l'œuvre de Dieu ; sans doute, il peut s'égarer dans le sentier hardi qu'il parcourt, mais s'il tombe, c'est au milieu des éclairs et du tonnerre, et un grand éclat cache sa chûte. Quant au second, il glane misérablement dans la riche moisson des premiers, c'est le frelon de la ruche ; s'il fait son travail en conscience, il n'acquiert guères qu'une réputation d'estime, sans gloire ; s'il manque à sa tâche, ses ailes qui n'ont guères pu l'élever au-dessus du sol, rasent l'égoût, le coupable tombe dans une obscurité profonde, et chacun d'applaudir à son sort mérité. Or, cher Frère, nous n'avons ni assez de talent, ni assez de sottise pour vouloir usurper une place dans les deux rangs ni même dans un juste-milieu. Pour vous, votre choix est connu, et votre penchant était tel, que, même en nous combattant, nous pauvres mendians déguenillés, vous avez cru devoir retirer des plaies que nous vous avions faites les pointes que nous y avions enfoncées , pour tâcher de nous en égratigner. C'est une preuve, cher Frère , que l'arme était bonne et qu'elle était bien entrée ; mais cette fois la main maladroite qui l'a dirigée n'a pu frapper le but. Nous ne nous plaignons pas du vol : nous le croyons licite en pareil cas ; mais lorsqu'il était trop maladroitement commis , les Spartiates dénonçaient le coupable.....

Ainsi nous venons de dissiper d'un souffle cette fumée légère qu'on nous avait opposée comme un mur d'airain. Nous ne répondrons désormais à notre adversaire que les auteurs de médecine légale à la main , ou bien encore en le mettant en hostilité avec lui-même.

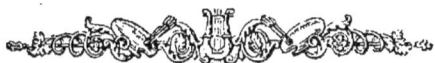

III.

Attaquer Chapelain! Ah! c'est un si bon homme!

Monsieur BOILEAU.

Mais l'Évêque de Grasse,
Monsieur Godeau m'a dit qu'il a beaucoup d'esprit.

Victor HUGO.

Mort apparente. — En combattant le premier chapitre de votre livre, respectable Frère, nous ne vous avons pas demandé du nouveau, comme vous le prétendez; nous sommes trop raisonnables pour demander l'impossible; mais nous vous avons justement accusé de n'avoir pas fait mention de tous les signes de mort énumérés jusqu'à aujourd'hui. Bien que ce reproche vous surprenne étrangement, et que vous nous renvoyiez avec satisfaction à un ouvrage récent pour nous convaincre que notre exigence était peu fondée, il n'en demeure pas moins prouvé pour nous, qui connaissions le bouclier protecteur de votre science avant que vous l'eussiez désigné à nos regards, que Julia Fontenelle probablement, et vous, sûrement, ignorez le travail que Villermé a publié dans le 2me numéro des Annales de médecine légale, et qui contient un nouveau signe de mort auquel Brechet et cet auteur ajoutent un haut degré de confiance, car l'un et l'autre ont eu occasion de l'observer des milliers de fois sur le champ de bataille et dans les salles de mort.

En citant le travail de Julia Fontenelle, notre Frère, comme Trissotin, donne sottement ses qualités aux autres, voulant assimiler à lui cet estimable savant. En effet, quel rapport existe-t-il entre Julia Fontenelle et le compilateur de Castellane ? Le premier, écrivant un livre spécial sur l'incertitude des signes de la mort et le danger des inhumations précipitées, a dû rassembler toutes les observations recueillies sur ces objets importans par les premiers auteurs, en rechercher de nouvelles, pour montrer que la chaîne est non interrompue, et que les précautions prescrites par le législateur sont insuffisantes pour rassurer sur les suites de méprises funestes ; le second a-t-il rien voulu accomplir de semblable ? Non, certes, il a voulu faire un manuel de médecine légale (car nous lui tenons compte de l'intention), et, au sujet de la mort apparente, il s'est mis à conter de lugubres histoires en vieillard prolixe. D'ailleurs, Julia Fontenelle a consacré une partie de son livre à l'énumération des mala-

dies qui peuvent donner lieu à la mort apparente. Car,
ainsi que s'exprime la Revue encyclopédique, journal
de haute critique : « Otez cette spécification des mala-
« dies qui peuvent suspendre la vie plus ou moins
« long-temps, sans en produire l'extinction complète,
« une dissertation sur l'incertitude des signes de la
« mort n'est plus qu'un paradoxe amusant pour les
« médecins qui savent à quoi s'en tenir, mais fort
« effrayant pour les gens du monde, qui ne se sou-
« cient pas de descendre pleins de vie aux enfers
« comme Hercule et Orphée. » Ainsi, Frère, si vous
n'avez pu donner le caractère signalé par Villermé,
ne le connaissant pas, au moins deviez-vous, surtout
en exagérant l'incertitude des signes de mort que vous
indiquez, mentionner les maladies qui peuvent donner lieu à la mort apparente.

Causes des morts subites. — Sans doute, il nous a
paru prodigieux qu'un médecin qu'on dit *offrir une ga-*
rantie suffisante par ses talens, soutînt hautement
que dans certains cas la mort subite ne laisse aucune
trace dans l'intérieur des viscères ; mais ce qu'il nous
eut été impossible de soupçonner, ce sont les preuves
grotesques que vous donnez à l'appui de votre assertion.
Des déclamations emphatiques étant à nos yeux des
argumens de peu d'importance, examinons attenti-
vement les seize lignes que vous employez pour nous
combattre : 1° Que votre opinion soit celle des médecins anatomistes, erreur grave ! très-cher Frère ;
et, pour vous en convaincre, lisez les physiologistes
et vous verrez que ces hommes puissans, qui ba-

sèrent leurs conceptions sur l'observation , ont assigné pour cause constante des morts subites des lésions du cerveau , du cœur et des poumons ; 2° Que Montfalcon ait adopté votre manière de voir , bien que ce soit vous qui ayiez adopté la sienne , qu'importe? Montfalcon , auteur furtif de tous petits écrits , pas plus que vous ne fait autorité en semblable matière ; 3° Que les morts de Diagoras , de Sophocle , de Léon X , de l'héritière de Leibnitz, qui moururent de joie, vous donnent gain de cause , absurdité inconcevable d'avoir songé à nous opposer des faits pareils ! Si votre opinion est basée , comme vous le dites , sur l'ouverture des cadavres , il faut alors nous rapporter les procès-verbaux de Montfalcon ou les vôtres , d'après lesquels il est constaté que ces personnages célèbres n'ont présenté après leur mort aucune lésion pathologique. Enfin , votre naïve assertion, que nous avons besoin de transcrire textuellement pour n'en pas altérer le sens , met le comble à ce tissu de raisons bisarres : *C'est précisément dans les passions de l'ame et dans les ris immodérés* , que LA CONGESTION DU SANG A LA TÊTE *met obstacle à l'influence nerveuse.* Quoi ! vous avouez que c'est la congestion qui met obstacle à l'influence nerveuse !... Mais , mordieu ! à moins que , semblables aux constructeurs de la Babel antique , nous parlions un langage différent , s'il y a congestion , il y a donc lésion !...

Analysons : en seize lignes, assertion fausse, appuyée d'une autorité sans valeur, opinion se contredisant de la première à la dernière ligne.

— Allons, vieillard, le coin du feu et les contes de bonne femme !...

Suicide. — C'est à tort, Très-cher Frère, que vous vous applaudissez d'avoir écrit quelques belles pages sur le suicide ; en général les preuves du suicide ressortent d'un ordre de choses qui est étranger à la médecine légale, et à cet égard tous les médecins sont d'accord. Et s'il était nécessaire de chercher des preuves à cette assertion, nous les emprunterions à votre livre, dans lequel vous racontez, après mille autres, ces histoires des suicidés qui ont employé les moyens les plus inconcevables pour se donner la mort. La seule chose vraiment importante consistait à résoudre cette question : *Le suicide est-il toujours un acte de démence ?* Eh bien ! cette question, vous l'avez traitée, résolue même, mais contradictoirement aux hommes savans qui ont eu occasion plus d'une fois d'être appelés pour juger en pareille matière. Ainsi, au sujet de ceux que des causes morales portent à se détruire, vous dites : « Un tel individu n'a pas moins le cerveau ma-
« lade ; il l'a tellement, qu'il n'est plus maître de
« ses actions, et que la mort qu'il se donne est un
« véritable acte de démence, qui écarte toute idée
« de culpabilité. » Écoutons Orfila maintenant : « Le
« suicide, fondé sur des motifs réels, tels qu'un re-
« vers subit de fortune, la perte d'un objet aimé, une
« situation déshonorante, en un mot, le suicide qui
« est le résultat des passions, n'est pas plus le résultat
« de l'aliénation mentale que les crimes qu'elles font
« commettre. » Cette croyance est encore celle de

Coste, qui a écrit sur ce sujet de si belles pages. « L'hom-
« me le plus raisonnable et le plus tranquille, dit cet
« auteur, peut éprouver le desir, je dirai presque le
« besoin d'en finir avec les maux de la vie. Une telle
« pensée peut long-temps occuper son esprit, sans
« qu'il soit insensé pour cela. Le suicide est donc le
« plus souvent un acte motivé, libre. » En cela, les
auteurs que nous venons de citer sont d'accord avec
la loi chrétienne, qui flétrit cette action. Si, aux yeux
des croyans, le suicide était un acte de folie, comme
vous l'établissez, serait-il religieux de frapper le coupable insensé d'anathême ? Et la cour suprême de
France, ayant à prononcer, le 11 novembre 1829,
sur cet objet, décida qu'un testament olographe fait
par un suicidé était bon et valable, car le suicide
n'était point un acte de démence. Nous vous laisserons,
cher Frère, de votre avis, nous en tenant à ceux que
nous venons de citer. Si nous vous avons dit que vous
n'avez pas profité des travaux d'Esquirol, c'est une
erreur, cher Frère ; nous voulions vous citer ceux de
Coste. Vous n'êtes pas obligé de nous croire, il est
vrai ; nous vous en avertissons seulement pour l'acquit
de notre conscience.

Ecchymose. — Frère Jacques nous taxe d'une in-
signe mauvaise foi, pour avoir vertement relevé l'inconvenance qu'il s'est permise, en accusant *la plupart
des auteurs de médecine légale* et les médecins de
notre époque de ne pas distinguer l'ecchymose des
sugillations cadavériques, de la contusion. Il se fâche
surtout de ce que nous avons rappelé qu'il donne, pour

preuve logique du reproche fondé qu'il adresse aux savans de notre temps, un rapport qui fut fait en 1779, et, plein d'une sainte indignation , il énumère six petites histoires qu'il a rapportées sur cet objet. Or , lesdits faits qu'il cite , sont l'affaire de la veuve Montbailly qui remonte à 1775 , les rapports de Petit et Chaussier, qui sont de 35 à 40 ans , puis ceux de Robert de Langres et Desgranges de Lyon qui ont au moins 20 ans de date , si ce n'est plus. Encore faut-il observer que les rapporteurs de *toutes* ces affaires furent requis pour combattre les opinions erronées des précédens experts. Et voilà ce qui fait dire au véridique auteur, dans sa réponse , *qu'on ne distinguait pas ces lésions dans un temps rapproché de nous* !...

Il est plaisant de lire , dans l'œuvre du cher Frère, cette section de l'Ecchymose. L'auteur semble se pavaner, appeler sur lui les regards. Nous sommes convaincus qu'en l'écrivant il rêvait la gloire et l'immortalité ; il lui semblait, sans *contradicteur*, convaincu de son *infaillibilité* , qu'il faisait œuvre nouvelle en appelant l'attention sur ce point important. Mais, pour détruire vos doux rêves de gloire , Frère, une des deux avalanches de livres entre lesquelles vous passez votre tête et vos bras pour coudre vos compilations , n'avaient en s'écroulant qu'à faire tomber sous vos yeux la troisième partie de la médecine légale de Chaussier, et vous auriez vu que depuis long-temps cet illustre professeur avait *accompli* ce que *vous vouliez entreprendre*. Ainsi , sur six histoires que cite le vieillard pour corroborer ses assertions, deux ont près de 100 ans , deux autres sont de 40 ou 45 ans ; les deux dernières de 20 à 25 ans... Avouons que nous avions grand tort de soutenir qu'aujourd'hui nos plus minces docteurs distinguent parfaitement ces lésions. Vingt ou trente ans pour le bonhomme !.. mais c'est d'hier...

Blessures des cadavres. — Jouissez en paix, redoutable vainqueur , des lauriers dont vous ornez justement votre front pour nous avoir battus en tous points. Nous , pauvres nains , pourfendus mille fois par vos armes géantes , nous allons continuer un combat dont la chance nous paraît , il est vrai , fort inégale.

Vous trouvez, très cher Frère , que nous avons écrit bien des inutilités au sujet des taches de sang. Et comment se fait-il que ces inutilités aient pu modifier votre opinion même ? Dans votre réponse , vous dites que les caractères chimiques de ces taches ne doivent *servir qu'à titre d'indications*; pourquoi, dans votre livre, sont-ils indiqués comme pouvant servir à établir une conviction ? Nous prenons acte d'un changement dans votre manière de voir , qui nous prouve au moins que nos *inutilités* ont ébranlé votre foi. Nous vous rappellerons d'ailleurs que nous nous sommes plaint de ce que vous n'aviez pas donné tous les caractères chimiques signalés par Orfila , surtout en adoptant une opinion qui nous paraît hasardée. Pour vous convaincre , lisez dans le Journal de Toxicologie , tome 6, le 2ᵐᵉ Mémoire d'Orfila , où *les moyens que vous indiquez sont presque tous rectifiés*. Quant à la

confiance que peuvent vous inspirer les positions res-
pectives d'Orfila et de Raspail , *en cela, chacun peut*
avoir ses goûts et ses vues, mais il est probable que
Galilée en prison vous eut inspiré moins de confiance
que ses contradicteurs empourprés.

Suspension. — Strangulation. — Il est très-vrai ,
cher Frère , malgré la répugnance que vous parais-
sez ressentir à cette idée , que vous deviez profiter
des discussions de Médecine légale auxquelles a
donné lieu la mort du Duc de Bourbon. Et en vous
écriant : *Jamais cas de Médecine légale fit-il moins*
faire de pas à la science? vous nous forcez à vous
rappeler que la polémique qui s'éleva à propos de
cette mort mystérieuse fut vive , que Marc et Orfila
y prirent part , et qu'entr'autres questions importantes, celles-ci furent traitées fort longuement: *Un in-*
dividu peut-il périr par la suspension, lorsque ses pieds
touchent le sol ? Lorsque le lien est fort lâche autour
du cou , et qu'il ne porte que sur la partie antérieure,
la strangulation peut-elle s'en suivre ? Si , à la lecture
de notre mauvaise prose , *la congestion sanguine*
ne met chez vous obstacle à l'influence nerveuse ,
ce qui déterminerait une mort sans lésions , comme
vous le savez, nous vous conseillons de peser ces
questions et de vous convaincre de leur importance.

Vous finissez cet article en nous disant fièrement
que votre livre contient tout ce qui a été écrit sur ce
sujet par Orfila, jusqu'en 1828. Nous avouons que
ce n'est pas trop mal pour un homme qui s'arrête,
terme moyen, à 20 ou 30 ans; mais, pour vos lec-

teurs, ce n'est point assez, et votre œuvre scientifico-mercantile, imprimée en 1834, devait contenir ce qui a été écrit jusqu'à cette époque. Ainsi eussiez vous dû faire, cher Frère, et vous n'eussiez pas seulement profité de la discussion dont nous venons de parler, mais encore d'un beau travail du docteur Remmer de Breslcau, intitulé : *Examen medico-légal de la mort par strangulation*, où les questions précédentes sont résolues, et beaucoup d'autres plus importantes encore.

Submersion. — Mieux vaut un prudent ennemi qu'un imprudent ami, très-cher Frère! Il est incroyable que vous ayiez eu la maladresse de revenir sur le malheureux rapport de la submersion suicide! Oh! malin que vous êtes! Vous ne vouliez pas seul être lié au pilori, et vous avez traîtreusement pris par la main un adepte, pour qu'il partageât vos tortures. Eh bien! qu'il en soit ainsi, et qu'on inscrive sur son front, en caractères gros et lisibles, cette mémorable conclusion : **ON DOIT IMPUTER LA MORT DE CE JEUNE HOMME AU SUICIDE AVEC D'AUTANT PLUS DE FONDEMENT, QU'IL PARAISSAIT DANS UN ÉTAT MALADIF, ET QU'ON SE REND RAISON PAR CETTE CIRCONSTANCE DE LA CAUSE QUI L'A PORTÉ A ATTENTER A SES JOURS.** Comment défendez-vous votre client ? En nous disant qu'*il était d'autant plus permis de conclure au suicide, que l'expert avait trouvé dans le crâne des traces de lésions qu'on trouve quelquefois chez les suicidés.* Prenons votre vénérable bouquin, cher Frère, et lisons dans le rapport-modèle la partie qui concerne les lésions trouvées dans le crâne. Les voici : *Engorgement*

gement des vaisseaux sanguins du cerveau, un peu de sérosité jaunâtre dans les ventricules latéraux, cervelet et meninges d'ailleurs sains. Feuilletons encore le respectable in-8°, et voyons quelles sont les lésions pathologiques du même organe que vous indiquez chez les noyés et les suicidés. *Chez les premiers,* c'est vous qui parlez, *engorgement, replétion des vaisseaux du cerveau ; chez les seconds,* c'est toujours vous qui parlez, *dilatation des vaisseaux de la dure-mère, ossification d'une partie de cette membrane, engorgement des vaisseaux de l'arachnoïde, et dilatation de la capacité des ventricules ; cerveau plus consistant qu'à l'ordinaire, etc.* Eh bien ! D'après vos expressions, d'après vos propres paroles, d'après les indications que vous donnez pour déterminer ces deux cas, devait-on conclure au suicide? Allons, Frère , nous nous adressons à vous! Non , mille fois non. D'après ce que vous avez écrit, d'après les conclusions insérées au rapport, on ne pouvait conclure qu'à la submersion. Avouez qu'il est bien défendu, le *monsieur* coupable dudit rapport, et que vous gagnez beaucoup l'un et l'autre à vous donner un mutuel appui !....

Infanticide. — C'est ici que la lutte doit s'engager violente et acharnée. Dans notre attaque, nous avons porté à notre adversaire de rudes coups, et la colère et l'impuissance lui ont arraché des cris dont il faut que chacun apprécie le caractère et la valeur. Nos accusations sont odieuses , si elles ne sont méritées. Prenons le livre de notre ennemi, exposons ses principes par ses paroles , et si nos violens reproches ne sont légitimés, sur nous doivent tomber les anathê- mes que nous avons attirés sur sa tête. Nous le ré- pétons ; les choses que nous écrivons ici, ne sont pas des mots que nous jetions à la suite les uns des autres pour faire de la polémique avec un homme arriéré , mais bien l'expression d'une conviction pour laquelle nous ne réclamons l'approbation de personne, car nous l'avons au fond de notre conscience. Écoutons l'homme que nous combattons :

« A mon avis , l'une des principales causes de l'in-
« fanticide c'est l'impunité du crime. Il est facile de
« le commettre dans l'ombre et de se soustraire aux
« poursuites de la justice. S'il est des cas où un
« concours de circonstances fasse découvrir les cou-
« pables , les rapports constatant le fait sont pour
« l'ordinaire frappés de nullité à cause des omissions,
« inexactitudes et fausses conclusions qu'ils renfer-
« ment. S'il y en a quelqu'un qui puisse subir les
« épreuves critiques les plus sévères , et si le crime
« est bien constaté, il arrive qu'un jury indulgent ,
« faible , et se révoltant à l'idée de condamner une
« malheureuse mère à une peine trop rigoureuse ,
« fait preuve d'une indulgence mal entendue et rend
« la liberté à une femme coupable ou ne la fait
« condamner qu'à une peine disproportionnée à son
« crime ».

Eh bien ! les termes sont-ils assez clairs ? Les expressions ont-elles bien une valeur significative ? On regrette que l'indulgence mal entendue du jury

ne fasse condamner une femme qu'à une peine disproportionnée au crime. Quelques lignes plus haut
notre pauvre siècle n'est pas plus ménagé, et on fait
encore une fois appel à une pénalité barbare pour
moraliser la société! Mais, raisonnons.

Quel est celui qui a reçu les caresses pures et vir-
ginales d'une sœur; quel est celui qui a reçu les
chastes embrassemens d'une amante, qui n'ait ap-
précié ce desir d'abnégation angélique et saint qui
inonde un cœur de femme? Comment, à la vue de
cette soif de dévouement, d'amour, qui remplit ces
ames aimantes et passionnées, n'avoir jamais fait la
part d'une exaltation, résultat d'un organisme à la
fois frêle et brûlant! Et si ces caractères ressortent
au plus haut degré chez celles qui occupent un haut
rang dans la société, qui ont des croyances et une in-
struction qui les rendent sourdes à leurs desirs, à
leurs passions, pourquoi ne pas se souvenir qu'il
existe des êtres semblables sur lesquels la société mauvaise fait peser un fatalisme atroce, qui, sans instruc-
tion et presque sans croyances, avec les mêmes passions et les mêmes desirs, n'ayant pas les mêmes
armes pour se défendre, sont obligés de tout com-
primer, de tout cacher, sous peine d'être stig-
matisés ou de mourir de faim. La femme du peuple
qui satisfait ses sens par entraînement ou par besoin,
qui vend ses caresses et ses nuits pour apaiser sa
faim, est réprouvée, maudite! Et lorsque sa faute
va devenir apparente, lorsqu'elle est partagée entre
ses besoins, sa honte, son amour de mère, qui

pousse son bras ? Qui est coupable en ce moment ? Est-ce la pauvre femme, qui ne voit plus devant elle d'avenir, ou la société barbare, qui engage dans un cœur faible cette lutte impie ? Oui, le crime d'infanticide (car nous avons toujours dit, malgré vos mensongères assertions, que c'était un crime, et même un crime odieux) est toujours le résultat d'une faute que vous punissez, sans apprécier les circonstances morales qui l'ont fait commettre.

Envain dites-vous qu'*une femme a le moyen de se débarrasser de son enfant sans porter atteinte à sa vie.* Les aveugles jugent plus sainement que ceux qui ferment les yeux pour ne pas voir ! Ce ne sont pas les malheureuses qui ont un hôpital à leur porte qui sont poussées à cet acte affreux, mais bien celles qui, isolées dans les campagnes, sont seules en présence du crime ou de leur honneur compromis.

Vous nous pardonnez, assurez-vous, notre violente sortie, *en faveur de nos intentions philantropiques.* Bien que ce soit de l'ironie déplacée, nous répondons à cette prétendue absolution, mais c'est pour la répudier. Nous ne voulons pas de ce sobriquet de philantrope qui, sous son habit bourgeois, n'a encore donné que des fruits amers et sans douce saveur. Nous portons plus haut nos pensées que vers des systèmes de replâtrage qui n'ont encore servi qu'à continuer à disposer de la chair du peuple pour les champs de bataille ou le lupanar, pour la voir ensuite, d'un œil sec, se corrompre, hideuse, pleine d'ulcères et de douleurs, dans de fétides hôpitaux. Si, avec l'austérité du prêtre chrétien, vous aviez lancé l'anathême sur la pauvre fille séduite, nous aurions compris un homme des anciens jours maudissant, dans sa chair pure, macérée et solitaire, le crime, résultat du peu de résignation dans la douleur ou de la rebellion des sens ; car nous comprenons toutes les vertus et toutes les croyances. Mais le banquier, le spéculateur est mauvais apôtre à nos yeux, pour prêcher la vertu et la continence, lui, qui digère et s'engraisse avec les sueurs des classes laborieuses et souffrantes. Et, pour résumer notre pensée, bien que cette fois vous puissiez, avec les égoïstes et les intéressés, nous taxer de monomanie, de folie, d'idiotisme, nous vous dirons que le crime n'est, à nos yeux, qu'une anomalie provenant de l'altération, de la vicieuse conformation d'un organe, ou le résultat de la lutte de nos intérêts et de nos besoins matériels avec l'organisation défectueuse de la société. Le premier cas réclame la commisération, la pitié ; le second, une réforme *sociale* complète.

Quant aux passages de votre livre que vous citez pour nous prouver que parfois votre ame est compatissante pour le malheur, que nous importe? Nous avons lu, en parcourant vos pages, cette phrase : *Pourtant la femme coupable* FUT CONDAMNÉE SEULEMENT A LA RÉCLUSION PERPÉTUELLE Cette réflexion et d'autres tout aussi *philantropiques*, qui sont irréconciliablement opposées à notre manière de voir, nous avons dû les combattre avec la même raideur et le même courage avec lesquels nous avons attaqué vos erremens scientifiques.

Si nous avons ajouté que vous teniez peu de compte des causes et circonstances qui peuvent être interprêtées en faveur des accusés, c'est qu'il nous a paru ainsi, à en juger par les omissions impardonnables que vous avez faites. Ainsi, en parlant des fractures que l'enfant peut recevoir au passage, pourquoi ne pas dire un mot de celles qui peuvent survenir au *fœtus dans la matrice*? Pourtant l'illustre Chaussier a publié deux observations qui méritaient bien d'être consignées dans un livre de médecine légale. Il a vu: 1° Après une grossesse heureuse et un accouchement facile, le nouveau-né offrir 43 fractures très-distinctes, les unes récentes, les autres dans un état de consolidation plus ou moins avancé !... 2° Une mère étant bien portante, la grossesse n'ayant été traversée par aucun accident, l'accouchement à terme, donna naissance à un enfant femelle qui mourut au bout de 24 heures, dont le corps offrit 113 fractures. (*Bulletin de la Faculté de Médecine de Paris*, n° 3.) Eh bien! supposons maintenant qu'un médecin de votre école, et farci des principes écrits dans votre manuel, soit appelé dans un cas semblable. Tiendrat-il compte de ces aberrations de la nature? Et n'affirmera-t-il pas au contraire que le grand nombre des fractures est le résultat de violences exercées sur l'enfant ?... Sont-ce nos principes, ou les vôtres, qui peuvent induire en erreur ou entraîner de graves conséquences ?...

Insufflation pulmonaire. — Nous sommes forcés de revenir sur les premières pages du livre qui nous occupe , pour rappeler que notre révérend Frère conseille (*page* 27) l'insufflation pulmonaire , comme l'un des meilleurs moyens qu'on puisse employer dans les cas d'asphyxie. Cette pratique, que notre auteur recommande aussi pour les nouveaux-nés , comme nous lui avons dit , a été jugée meurtrière par Leroy d'Étioles , et condamnée par Duméril et Magendie, chargés par l'Institut de faire un rapport sur le mémoire de ce savant. Notre Frère nous assure , dans sa réponse, qu'il connaissait aussi bien que nous le travail de Leroy , et que cet observateur a constaté que les cellules pulmonaires des enfans , comme celles des chiens , étaient difficilement rompues par l'insufflation. Comme la première qualité d'un homme est d'être conséquent avec lui-même , nous allons examiner la réponse de notre adversaire.

Si , comme vous l'assurez , véridique Frère , vous aviez connaissance de l'intéressant mémoire de Leroy, pourquoi n'avez-vous pas profité des excellens procédés qu'il indique ? *Cet auteur , par sa position, pouvait , il est vrai , ne pas vous inspirer assez de confiance ;* mais alors vous deviez vous rappeler que Duméril et Magendie, *à qui votre confiance doit être acquise, vu leur position ,* avaient donné une éclatante adhésion aux opinions qu'il a émises. Les célèbres rapporteurs ont été même jusqu'à recommander d'être d'autant plus circonspects pour l'insufflation , « qu'il est permis de dire que les individus qui ont

« séjourné plus de cinq minutes sous l'eau ne peu-
« vent être rappelés à la vie, qu'autant qu'ils ont été
« pris de *syncope*, au moment de la submersion, ou
« peu de temps après ; et que, dans ce cas, il est
« permis de supposer que la plupart des individus,
« qui ont été efficacement secourus, auraient pu
« recouvrer la vie sans aucun traitement, tandis que
« l'insufflation aurait pu être meurtrière. » Et, si
vous aviez connu le travail de Leroy, vous auriez
encore su que Marc, dans une lettre à l'Institut, au
sujet de son travail, dit qu'il ne faut pas attribuer les
insuccès dont on se plaint à l'insufflation, *qui n'est
presque plus mise en usage.* Mais vous n'avez eu
connaissance que fort tard des travaux que nous vous
avons objectés, au moyen du livre de Julia Fontenelle sur l'incertitude des signes de la mort. Et,
dans ce cas, il fallait ne pas soutenir, dans votre réponse, que l'insufflation est le meilleur moyen pour
ranimer les nouveaux-nés, bien qu'il y soit dit,
d'après Leroy d'Étioles, que les cellules pulmonaires sont difficilement rompues, car vous aviez sous
les yeux les conclusions d'un travail de Piorry, rap-
porté par Julia et non contredit par lui, et dans
lequel il est établi que l'insufflation *du tube digestif
est presque aussi promptement mortelle que celle des
poumons.*

Ainsi, de ce qui précède, un homme impartial
conclura : 1° Que lorsque vous avez racroché çà et là
une idée, une phrase, pour bâtir votre livre, vous
ignoriez entièrement le travail de Leroy d'Étioles ;

car, à moins de vouloir être taxé d'absurdité, vous auriez profité de ses observations, approuvées par les rapporteurs de l'Institut, qui ont surtout recommandé le procédé qu'il indique pour remplacer l'insufflation ; 2° Qu'en ce qui concerne les nouveaux-nés asphyxiés, vous deviez prescrire les précautions les plus sévères, montrer que ce moyen doit être pratiqué par des hommes de l'art, qui puissent, par leurs connaissances, éviter l'insufflation du tube digestif qui est si pernicieuse ; et que vous êtes coupable d'avoir omis deux choses essentielles, ce dont vous vous défendez maladroitement.

Maturité de l'enfant. — Vos assertions vous portent malheur, infaillible Frère, et les démentis que nous vous transmettons ont l'autorité de noms tellement célèbres, qu'il peut vous être difficile de nous en opposer de semblables. Selon vous, la maturité de l'enfant ne peut être prouvée d'après les caractères que nous indiquons, *car l'insertion du cordon ombilical étant plus variable, ce signe a moins de valeur que les autres, et le point osseux pisiforme est difficile à constater.*

Avez-vous lu Orfila ?... Alors vous avez dû remarquer que cet auteur, lorsqu'il s'agit du premier signe, a la précaution de le marquer en *italique*, pour fixer l'attention du lecteur. Avez-vous jeté un coup d'œil sur les *quatre rapports* qui terminent, dans l'ouvrage du célèbre professeur, la partie relative à l'infanticide ?... Alors vous avez dû observer que ce caractère est toujours mis en première ligne pour constater la viabilité de l'enfant. Si ces exemples ne suffisent pas pour vous convaincre, écoutez ce que dit Capuron à ce sujet, dans son Traité de médecine légale appliqué à l'art des accouchemens : « Ce qu'il « y a de moins équivoque à l'égard du volume et « de la longueur du nouveau-né, c'est le rapport « d'équilibre entre ses parties supérieures et ses par- « ties inférieures, entre le nombril et le milieu du « corps, rapport qui paraît constant à la dernière « époque de la grossesse, *et qu'on peut regarder* « *comme un des moyens les plus sûrs de vérifier l'âge* « *et la viabilité du fœtus.* » Quant au point osseux pisiforme dont vous niez la valeur dans le même cas, voici ce qu'en dit Orfila : « Le système osseux four- « nit des caractères *importans*, parmi lesquels nous « remarquons le *suivant :* Le centre du cartilage, « qui forme l'extrémité inférieure du fémur, pré- « sente un point osseux pisiforme, qui reste ordi- « nairement cartilagineux jusques vers le huitième « mois et demi de la vie intrà-utérine. » Vous préten- dez qu'il y aurait de grandes difficultés pour constater ce signe. A merveille ! profond anatomiste ! Frater Jacobœus, cherchez d'autres argumens, et nous croirons. Comment pouvez-vous soutenir que *la principale chose à constater dans l'infanticide, c'est de savoir le nombre de jours que peut avoir vécu l'enfant après sa naissance ?* On dort sur une patte et la tête sous une aile, quand on écrit d'une manière absolue des choses semblables. Ce qu'il faut savoir, avant de constater combien un enfant a vécu, c'est s'il est réellement né viable.

Ce qui précède nous interdit toute réflexion : chaque lecteur pourra les faire.

Expériences Hydrostatiques. — Vous avez trop généralisé l'assertion que vous inscrivez dans votre œuvre, que, *dans les expériences hydrostatiques, la putréfaction ne peut être raisonnablement invoquée, surtout en sachant que le poumon est un des viscères qui se putréfie le plus tard.* Sans doute qu'assez généralement le poumon est le dernier organe à se putréfier, « Cependant, dit Duvergier, une circonstance « accidentelle vient totalement changer cette conclu- « sion. Le cadavre d'un nouveau-né, retiré de l'eau « après vingt jours de submersion, lorsque la tem- « pérature varie de quinze à vingt degrés, devient « le siége d'un développement considérable de gaz, « qui a lieu non seulement à l'extérieur, mais encore « dans les organes les plus profonds, de telle sorte « que les poumons d'un enfant mort-né, soumis aux « expériences hydrostatiques, donnent absolument « les mêmes phénomènes que ceux d'un enfant qui « aurait respiré. » Duvergier appuie ce qu'il avance d'un grand nombre d'expériences. Vous en niez la valeur, libre à vous. Il n'est qu'une chose dont vous ne doutiez jamais : c'est de vous-même, homme modeste !.....

Vagissement utérin. — On voit que Frère Jacques garde rancune à ce phénomène, qui lui fut opposé par l'un de nous, dans l'affaire qu'il a si méchamment travestie ; car il assure qu'en cas qu'il eut lieu, *les expériences hydrostatiques seraient peu pronon-*

cées. Votre assertion est fausse, savant docteur. Les poumons d'un enfant qui aura crié, à plusieurs reprises, dans la matrice, de manière à être entendu par toutes les personnes qui se trouvent dans l'appartement de l'accouchée, comme le prouvent les observations de Marc, devront nécessairement offrir les mêmes phénomènes que ceux d'un enfant qui aurait respiré hors le sein de sa mère. D'ailleurs, que devient votre objection, lorsque personne n'ignore que, dans certains cas, les poumons d'enfans qui avaient vécu plusieurs jours, n'ont qu'imparfaitement surnagé.

Nous ne serons pas assez cruels pour récapituler toutes les omissions et les assertions hasardées qui fourmillent dans toute cette partie de votre livre, qui concerne directement l'infanticide.

Empoisonnement. — Dans notre critique, nous ne nous sommes guères appesantis que sur les parties du livre de notre Frère, qui sont d'application, et dont les principes peuvent entraîner de terribles conséquences. Ainsi, nous avons assez hardiment passé pardessus quelques sections, ennuyeuses par leur prolixité, fastidieuses par leur inutilité, ou pillées dans divers auteurs presque sans altération. Notre humble Frère a pris notre dédain pour la difficulté de l'attaque, et semble nous défier de rien trouver à redire dans les diverses parties que nous avons passées sous silence. Bien que par ce défi, notre Frère veuille en quelque sorte nous forcer à relire son livre, le piège est par trop grossier : il ne nous y prendra pas. Certes, c'est assez d'une fois , pour n'avoir pas envie d'y revenir. Seulement , nous allons répondre de telle façon aux argumens qu'il nous objecte , qu'il pourra juger si l'attaque et la défense ont rien de pénible , lorsqu'il s'agit d'un pareil ennemi à terrasser.

Le cher Frère ignorantin veut se servir de la fameuse affaire de Castaing , pour nous prouver que nous avons tort de soutenir que là où on ne peut représenter le corps de délit, il est impossible de trouver un crime. Il donne gain de cause , d'après cette affaire , à ceux qui soutiennent que dans certains cas les poisons peuvent être entièrement absorbés ; et comme il est toujours du nombre des arriérés , il s'applaudit hautement de sa victoire. Eh bien ! savant Frater , si vous étiez au courant des travaux des médecins légistes , vous sauriez qu'Orfila , huit ans après la fameuse affaire que vous avez citée , a démenti ce qui fut établi alors , en voulant prouver , dans un mémoire qu'il a publié de concert avec Le Sueur , « que « la commission nommée dans le célèbre procès , com- « posée de Vauquelin , Segalas , Chaussier , Lerminier , « Laënnec , Magendie , Pelletan , Barruel , Orfila , « ayant unanimement décidé , après avoir long-temps « discuté , que l'acétate de morphine avait pu être « décomposée et que la décomposition avait dû attein- « dre à la fois l'acide acétique et la morphine , *prit* « *des conclusions contraires à la vérité.* » (Journ. de Toxicologie , tom. 6 , pag. 258.) Dans le même mémoire , les auteurs admettent qu'on peut démontrer la présence de la morphine six mois après la mort de la victime. D'après un pareil exemple du vague qui règne encore en chimie organique , surtout à l'égard des alcaloïdes, lequel de nous est le coupable? Quel est celui dont les erremens peuvent être le plus funestes ? Mais continuons ; car , sur ce sujet , notre tâche est longue. Les caractères que vous assignez aux poisons , et que vous dites empruntés à Orfila , ne se trouvent nullement dans cet auteur. Jamais ce chimiste n'a dit de soumettre le *résidu des matières vomies* aux expériences que vous indiquez , et *de juger d'après l'odeur trompeuse de la nature des poisons*. Il faut recourir à la page 241 de votre livre , pour trouver de pareilles indications.

Nous nous garderons bien d'engager avec vous, illustre Frère , une discussion chimique au sujet de l'action du sucre , à la température ordinaire , sur les sels de cuivre : nous récusons votre compétence en pareille matière. Nous ne vous ferons pas même part du résultat des expériences que nous avons tentées à cet égard , notre position ne pouvant vous inspirer aucune confiance. Mais , comme il est des argumens qui arrivent à toutes les intelligences , et que les plus intéressés à la négation sont obligés d'admettre, nous allons vous les objecter.

Qu'établissent les expériences de Postel , en supposant qu'elles soient inattaquables ? Que le sucre décompose le sous-acétate de cuivre , à la température ordinaire , et le réduit en protoxide. Que disent Orfila et autres auteurs de l'action des oxides cuivriques ? « Le cuivre métallique , quelque divisé qu'il soit ,

« n'est point vénéneux. Les accidens fâcheux qu'on a
« souvent attribués à ce métal , dépendaient d'une
« portion d'oxide qu'il contenait. » (Orfila. Leç. de
méd. lég. tom. 3. pag. 128. — Chevalier. Diction. des
Drog. art. *Cuivre*.) Or , qu'arrive-t-il en cas que la
décomposition indiquée s'opère ? Transformation d'une
substance très-vénéneuse en substance vénéneuse
d'une action moins intense. Il faut donc toujours aviser
au moyen de l'expulser ; car , malgré la décomposition,
les parois de l'estomac sont toujours soumis à une action délétère.

Que se passe-t-il en employant l'albumine ? L'albumine décompose avec plus de promptitude le sel de
cuivre. Cette décomposition s'opère en la coagulant ,
ce qui détermine les vomissemens. Il y a d'ailleurs ,
outre l'action chimique , une véritable action mécani-
que ; car les particules coagulées enveloppent les particules salines et garantissent l'estomac de leur action.
Et alors , en supposant , ce qui est faux , que l'action
décomposante fût la même dans les deux substances ,
laquelle devrait être préférée comme offrant sur l'autre
des avantages réels ? D'ailleurs , il ne paraît pas que
l'exhumation de Postel ait été bien favorablement
accueillie ; car nous lisons dans les tableaux sur l'empoisonnement qui accompagnent la 6me édition (1834)
du formulaire de Richard , membre de l'institut : Sels
de cuivre — *antidote* : blanc d'œuf. La même indica-
tion est répétée dans la Chimie organique de Raspail.
Au reste l'albumine serait toujours recommandée
dans les empoisonnemens par le deuto-sulfate de cui-

vre dont Postel ne parle pas , car Pignan , Pharmacien à Grey , a trouvé ce sel de toute pièce dans des sirops qui avaient été clarifiés par cette substance. Ces sirops , qui contenaient à peine 2 grains de poison par 5 onces , avaient causé de funestes accidens. C'était pourtant là le cas ou jamais que le prétendu antidote dût agir. Qu'en dites-vous , Frère Jacques ? Le seul moyen de détruire l'action des sels métalliques est d'opérer leur revivification. Pour y parvenir avec les sels de cuivre , il ne s'agit que d'introduire dans l'estomac des particules ferrifères unies à l'albumine, comme il a été indiqué par Chevalier (Article *Cuivre* , Dict. des Drog.).

Puisque Frère Jacques possède si bien tout ce qui a été écrit sur le Cuivre , comment se fait-il que dans son livre et sa réponse il ne dise pas un mot des belles et délicates découvertes de Boutigny , qui est parvenu à démontrer la présence de ce métal dans un très-grand nombre de substances alimentaires ? « Pourtant , dit « l'auteur de cette découverte, la présence du cuivre « dans les alimens et les boissons soulève une immen- « se question de médecine légale , qui nécessite de « nouvelles recherches , et qui doit en attendant ren- « dre très-circonspect dans les cas d'empoisonnement « par le cuivre. » (Journal de Chimie méd. tom. 9. pag. 160). Le livre de notre Frère est le plus récent qui ait paru sur la médecine légale criminelle. Ne devait-il pas enregistrer un tel fait , en le faisant précéder de quelques réflexions qui pussent guider l'expert dans ses recherches , et établir si désormais l'analyse quantitative

quantitative ne doit pas remplacer l'analyse qualita-
tive, dans les cas d'empoisonnement par ce métal?
Mais peut-être de pareilles considérations ne rentraient
pas dans son cadre !...

Puisque vous connaissez aussi bien tous les antidotes
nouvellement mis en usage, trop aimable Frère, au
lieu de faire la phrase et de la déclamation au sujet
de ce que nous vous avons dit sur l'empoisonnement
par l'ammoniaque, pourquoi ne pas nous objecter
le traitement employé depuis peu par Welter de
Berlin, qui consiste à transformer en savonule, au
moyen de l'huile, l'alcali qui a été introduit dans
les voies alimentaires? Pourtant cette médication offre
des avantages si réels qu'il est inutile de le démontrer. (Journal des connais. médico-chirurg. tom. 1.
pag. 315).

Votre article sur l'arsenic renferme, dites-vous, ce
qu'il y a de bien connu, de bien constaté jusqu'à ce
jour sur ce sujet. Examinons. Que l'acide hydro-sulfurique et hydro-chlorique servent très-bien à déceler
ce poison : oui. Que par leur moyen on puisse établir
une certitude : non. Et ces réactifs ont induit en erreur
des experts d'ailleurs fort instruits, qui avaient jugé
d'après le simple effet de coloration que produisent ces
acides avec l'arsenic, ainsi qu'il fut prouvé par Orfila.
Annales de médecine légale, tom. 3. page 255.). Et
alors, comme moyen indicatif, le procédé de Hume,
consistant dans l'emploi du nitrate d'argent ammoniacal, doit être préféré ; car une simple goutte de la
liqueur suspecte, mise en contact avec quelques atômes

de ce réactif, donnent une coloration bien tranchée et instantanée. Mais, nous le répétons, ce moyen ne peut être qu'indicatif.

Quant au deuto-sulfate de cuivre ammoniacal que vous désignez comme un des agens les plus certains, il ne fait pas seulement découvrir $\frac{1}{110000}$ de poison, comme vous l'indiquez, mais il en décèle même où il n'en existe pas. Si vous connaissiez l'édition de 1833 des Leçons de médecine légale d'Orfila, vous vous seriez convaincu que ce professeur cherche à prémunir les experts sur les fallacieuses indications de cet agent fautif, qui est aussi signalé par Rose (Traité d'analyse chimique, tom. 1. pag. 281). Enfin vous pourriez savoir que Maurin et Girardin, dans un cas présumé d'empoisonnement, ont obtenu par votre infaillible réactif une coloration semblable au vert de scheel, en agissant sur une solution de nitrate de potasse contenant des traces d'hydro-chlorate (Jour. de Chim. méd. tom. 5. pag. 618).

Quand nous avons dit que votre livre ne contenait aucun nouveau procédé, nous avons voulu dire que vous n'indiquiez aucun des procédés mis nouvellement en usage pour constater les plus petites proportions d'arsenic ; nous avons surtout voulu désigner les merveilleuses manipulations de Boutigny, qui mettent à même d'opérer et de réduire à l'état métallique un 128me de grain d'acide arsénieux. Nous avons dit, et nous le répétons, que votre rapport-modèle sur l'empoisonnement par cet agent vénéneux, serait aujourd'hui sans valeur, car il est dit, dans ce rapport, que *diverses circonstances s'opposèrent à ce que les experts pussent réduire le poison à l'état métallique.* Et comment savez-vous que c'est bien réellement de l'acide arsénieux, si vous ne pouvez le réduire ? Eh bien ! Boutigny soutient avec raison que , lors même que la liqueur suspecte aurait donné par tous les réactifs des résultats affirmatifs , on ne pourrait , dans un rapport en justice , affirmer la présence du poison. D'après cet auteur et Orfila, on ne peut *affirmer* qu'alors que , agissant sur une seule et même quantité , on est parvenu 1° à réduire l'acide arsénieux ; 2° à l'acidifier de nouveau ; 3° à le précipiter par l'acide hydro-sulfurique ; 4° à le dissoudre par l'ammoniaque ; 5° à le faire reparaître par le moyen d'un acide ; 6° enfin , à décomposer le sulfate par la soude pour développer l'odeur ailiacée. Et on peut toujours obtenir ces résultats en agissant sur un 100me de grain , d'après Orfila , et sur un 128me , d'après Boutigny. Les moyens que vous indiquez peuvent-ils donner un pareil résultat , en manœuvrant surtout avec votre tube de dix pouces , et même en agissant sur des quantités quadruples de celles que nous venons de signaler ?

Ce n'est pas sérieusement que vous assurez avoir mentionné , dans votre livre scientifico-mercantile , les meilleures indications pour la recherche des substances mercurielles ; car , entre dix autres , nous pourrions vous citer le procédé de James Smithon, modifié par Orfila , dont vous ne faites nullement mention , et qui , d'après ce dernier savant , *est le réactif le plus sensible pour découvrir les plus petites traces d'un sel mercuriel* (Journ. de Toxicol. tom. 7. pag. 271), en le réduisant à l'état métallique.

Quant au jugement que nous avons osé porter sur les travaux des médecins légistes, nous allons vous expliquer notre hardiesse. Nous ne croyons, cher Frère, à l'infaillibilité de personne, pas même à la vôtre ; nous n'avons foi qu'en la puissance de la raison, et comme chacun en a sa part, nous avons fait usage de la nôtre. Cette manière d'agir a pu vous paraître étonnante, à vous, Frère, qui êtes arrivé aux leçons de vos maîtres avec deux longues oreilles, qui vous ont servi à infiltrer dans votre tête leurs axiômes fossiles, et vous n'avez jamais pensé que Dieu vous a donné le sentiment et la mémoire pour établir un jugement, et le passer au creuset de votre raison. Que vous ayiez recueilli, sans en examiner la valeur, certains procédés indiqués par les médecins légistes, comme vous le dites, cela nous surprend peu : c'était pratiquer admirablement le métier de compilateur sans discernement. Ainsi, vous le voyez, Frère, votre ironie ne nous émeut guères plus que vos absurdes accusations !....

Viol. — Enfin ! voici un passage de notre odieuse brochure, comme vous l'appelez, qui a excité votre hilarité. Oh ! farceur de Frère Jacques, on reconnaît bien là les penchans d'une jeunesse dont le feu couve encore sous la cendre. Voilà qui explique votre amour pour Byron, le chantre de Don Juan votre patron. Ce mot vous a rappelé certaine douce résistance qui a fait tressaillir vos chairs amoureuses. Oh ! Frère, sous le

froc !... Eh ! on a des foiblesses à tout âge , disait un
jour un illustre physicien. Mais voyons ce qui pardessus tout a excité si fort votre joie pour faire naître chez vous *le rire immodéré , cause de la cessation*
de l'influence nerveuse. Ah ! ce sont nos petits animalcules et leurs queues ! Nous aurions juré que
vous n'aviez pas de sympathie pour d'aussi petites
bêtes. Mais il faut pourtant vous résigner à les admettre , malgré votre répugnance , car on lit dans Orfila , *à qui votre confiance est toute acquise* , ce
dont il doit bien fort se réjouir : « C'est surtout
« immédiatement ou peu de temps après l'éjacula-
« tion, par exemple une demi-heure , une heure et
« même deux heures après , que la présence de ces
« animalcules est facile à constater; car alors , indé-
« pendamment de leur forme qui ressemble à celle
« d'un têtard , ils exécutent des mouvemens très-
« marqués , et l'on pourrait à la rigueur prononcer
« d'après la seule existence d'animalcules ainsi con-
« formés , que la liqueur soumise à l'examen est du
« sperme , puisqu'on ne les observe avec les mêmes
« caractères dans aucun autre liquide..... Les glo-
« bules nombreux que l'on voit dans l'humeur de la
« prostate de plusieurs animaux qui ne manifestent au-
« cune faculté locomotrice , sont toujours dépourvus
« de queue, et ne sauraient être assimilés aux ani-
« malcules spermatiques. « Ainsi , vous le voyez ,
nous n'étions ni dans l'ivresse ni dans la monomanie
quand nous vous avons proposé notre moyen d'inves-
tigation ; mais vous , sûrement vous étiez dans la

perte de conscience de vous-même, pour nier un fait si patent !...

Frère, pourquoi faire le baladin et danser lourdement sur la phrase, pour nous dire que nous sommes injustes de vous reprocher dans notre critique les omissions que vous avez faites ? Au lieu de tant de mots, ne pouviez-vous pas nous démontrer mathématiquement que notre exigence était peu fondée, et que ce que nous réclamions ne rentrait pas réellement dans votre cadre ? Mais puisque vous ne l'avez pas fait, nous allons vous soumettre quelques questions prises au hasard, qui vous convaincront de la justesse de nos observations.

D'après vous, il était inutile et il ne rentrait pas dans votre cadre de parler des monstruosités. Mais alors comment pourrez-vous résoudre cette question, qui ressort directement de la médecine légale criminelle : *Peut-on infanticider un enfant nouveau-né vivant mais non viable ?* si vous ne connaissez pas les monstruosités incompatibles avec la vie ? Cette question est une des plus délicates de l'infanticide, et a été traitée avec talent et sagacité par Colard de Martigny.

D'après vous, il était inutile et il ne rentrait pas dans votre cadre de discuter si *une femme peut accoucher à son insçu.*

Écoutez !

Une femme, âgée de 22 ans, au 9me mois de sa grossesse, est prise la nuit de légères douleurs dans le bas-ventre et croit à la nécessité de satisfaire un

53

besoin. Elle court à la garde-robe : aussitôt, et sans douleur, l'enfant franchit la vulve et tombe dans les fosses d'aisance. *La mère ne s'aperçoit qu'elle est accouchée qu'aux cris que pousse l'enfant* (Archives de médec. tom. 4. pag. 617). Que dites-vous du fait? Vous paraît-il digne d'être pris en considération ?

Si ces exemples ne peuvent vous convaincre, vénérable Frère, tant pis ! Nous ne pousserons pas plus loin nos citations, car vous nous opposeriez peutêtre encore quelque note d'Orfila, pour nous prouver que les œuvres de l'illustre professeur sont pour nous un arsenal inépuisable où nous nous munissons de tous les projectiles que nous lançons contre vous; ce qui serait fort humiliant pour nous, n'est-ce pas ? Nous insisterons seulement sur la première question, qui est pour nous fort importante ; et si jamais nous sommes publiquement accusés, comme on nous le fait espérer, d'avoir infanticidé sciemment, méchamment, avec préméditation votre pauvre avorton, nous dirons à notre accusateur : Maître, il est bien vrai que le fœtus monstrueux est né vivant, mais non viable. Et gare aux développemens de cette proposition !...

Reste votre exclamation jobardine, au sujet des couronnes académiques dont vous êtes inondé. Hélas ! vénérable Frère, mettez-vous bien en mémoire cette mémorable réponse:

« Tnbprr kmlgt svzfhp ſſlwrm §. gü !!!... Çfrtnpm
« dçtkzx pqlfhrr Mrdtmq wrtmqſſi Ærstmk mïëüſſnt
« n*** ? Rmpwk , Rmpwk , Rmpwk. Tcbl snmw
« Dkmqcl mrmd. »

Mais arrêtons-nous ; car , certes ,

Il est sain de dormir , ignoble de bâiller ;

et demain , avant de transmettre notre manuscrit à notre ami Firmin Guichard , nous vous adresserons un dernier mot.

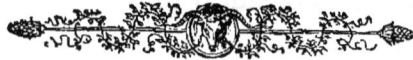

IV.

Vous êtes un bélître , maître Blasius.

Alfred de MUSSET.

Nous vous avons promis quelques lignes encore ,
révérend Frère : nous venons tenir parole. Mais ceci
est une lettre confidentielle que nous vous écrivons ,
pour acquérir votre amitié et nous réintégrer dans
votre esprit , en vous prouvant l'intérêt que nous
portons à votre réputation d'homme sensé. Comment
avez vous pu , cher Frère , vous , dont le cerveau est
si sain , à l'abri des hydatides et de la congestion
cérébrale , songer sérieusement à insérer dans votre
réponse les missives laudifères qui la terminent? C'est
bien une preuve que vous connaissez parfaitement le
métier de compilateur mercantile , métier inepte
qui , après tout , n'est pas pire que celui de fille
entretenue ; et ces passe-ports pourront bien , il est

vrai , vous ouvrir les portes du comté de Nice ; mais chez nous , Frère , la précaution est inutile , et , au lieu de faire ouvrir de grands yeux et délier les cordons de la bourse , elle fait naître au plus un malin sourire. Comme ils riraient les célèbres auteurs de ces missives , s'ils pouvaient croire que les quelques lignes d'acquit qu'ils ont écrites , en prenant leur thé et songeant fort peu à vous , pussent servir d'argument contre ceux qui douteraient de la perfection de votre œuvre. Savez-vous bien qu'ils pourraient , à certains égards , considérer le tour que vous leur jouez , comme un de ces innocens guet-apens , que certains auteurs, que vous connaissez peut-être , savent agréablement commettre. Mais , cher Frère , il faut que nous vous fassions apprécier à vous-même , toute la portée des phrases emmiellées qui vous ont fait si grande joie.

Il est d'usage , quand on adresse à l'académie un livre, un opuscule, un mémoire, quelle que soit son étendue, que l'académie nomme une commission pour prononcer sur ledit ouvrage ; et , lorsque le livre est jugé de quelque valeur , le secrétaire perpétuel écrit pour annoncer à l'auteur que tel jour la commission fera son rapport. Quant à vous , très-cher Frère , on n'a pas trop songé à porter un regard sur l'énorme volume , on vous a jeté dans le coin d'un rayon isolé , jusqu'à ce ce que les anthrènes ou les rats vous livrent bataille. Ensuite , M. Pariset vous a écrit une lettre dont la phrase la plus significative est : *J'ai l'honneur* , etc., etc.

Quant à celle de M. Double, c'est différent. Voilà, certes, l'homme qui vous a bien jugé, et dont les paroles arrivent aussi joyeusement à vos amis qu'à vos ennemis. « Cette sage précaution, vous dit le savant « médecin, de *relater* ensuite les procès-verbaux « médiocres ou même mauvais comparativement à « d'autres très bons, est d'un fécond enseignement». Or, cher Frère, il y a 23 rapports relatés dans votre ouvrage : vous en avez emprunté 13 de *très-bons* à des auteurs très-connus ; il ne reste donc plus que les vôtres et deux d'une date de 1760 à 1789. Avez-vous été classé dans les médiocres ou dans les mauvais ? Je vous conseille d'interroger à cet égard votre célèbre ami pour en avoir l'ame nette, d'autant que la remarque pourra bien un moment l'égayer.

L'illustre Fodéré vous a, Dieu nous pardonne cette mauvaise pensée, lancé une vive épigramme en vous envoyant son livre sur la folie ; il est vrai que vous lui rendez saillie pour saillie; car, dans votre réponse, malgré que son œuvre soit depuis long-temps entre vos mains, vous dites hautement que nous ne possédons rien encore dans la science de positif sur le sujet que le vénérable professeur a dernièrement traité. Allons, Frère, vous avez rendu épigramme pour épigramme : c'est bien, c'est même mal. Mais alors il ne fallait pas, pour attirer les yeux, exposer en vente sur votre porte de la marchandise fraudée et les bons et consciencieux tissus du respectable M. Lyons de Guillaumes. Certes, le voilà votre véritable appréciateur. Il fallait pour bien juger votre œuvre un médecin, vous avez l'approbation d'un avocat ; c'est à merveille, c'est toujours comme du temps de Figaro.

Allons, cher Frère, c'est assez vous avoir chanté sur toutes les gammes et sur tous airs les d'assez monotones refrains : arrêtons-nous pour prendre haleine; car, malin que vous êtes! vous allez nous préparer un plat de votre façon, assaisonné de sel attique et d'*espiceries fines*. Appelez vos marmitons à votre aide, Jean Chicaneau et Thomas Diaphorus; assemblez vos bataillons et avancez-vous vers nous, vous en tête, bardé comme un suisse un jour de procession. Nous attendons tranquillement vos phalanges, car nos coups de bistouri et de piston ne portent pas à faux; et, si vous le voulez, le combat ne finira que lorsqu'avec l'aide de Dieu et celle de nos amis, nous aurons épuisé la chanson, le roman, le drame, le poème, la caricature surtout. Oh ! la caricature ! Allons, à la besogne, Frère, songez que vous avez sur nous un avantage remarquable. Nous userons de tous ces moyens, mais ce que nous ne ferons pas, c'est de mettre les poings sur les hanches pour arrêter les passans.

FIN.

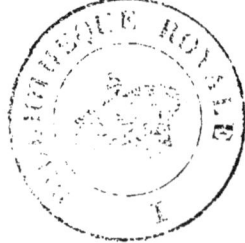

NOTA. *L'imprimeur prie le public de ne pas l'accuser de négligence , pour le retard qu'a éprouvé la publication de cet opuscule. L'écriture des auteurs , que le chat Mürr lui-même désavouerait , était tellement illisible , qu'il a fallu avoir recours à l'aide de plusieurs copistes , qui ont mis tout un grand mois à déchiffrer leur manuscrit.*

www.ingramcontent.com/pod-product-compliance
Lightning Source LLC
Chambersburg PA
CBHW070855210326
41521CB00010B/1940